(Conserver la couverture)

TRAVAUX DU LABORATOIRE DE L'HOPITAL SAINT-LOUIS

Dr L. BUTTE

RECHERCHES
SUR LA FONCTION GLYCOGÉNIQUE
DU FOIE

PARIS
Publications des ANNALES DE LA POLICLINIQUE DE PARIS
4, RUE ANTOINE-DUBOIS 4

1894

RECHERCHES

SUR LA

FONCTION GLYCOGÉNIQUE DU FOIE

PAR

Le Docteur L. BUTTE

Chef de laboratoire à l'hôpital Saint-Louis.

PARIS

PUBLICATIONS DE LA POLICLINIQUE DE PARIS

4, RUE ANTOINE-DUBOIS, 4

1894

RECHERCHES

SUR LA

FONCTION GLYCOGÉNIQUE DU FOIE

PAR

Le Docteur L. BUTTE

Chef de laboratoire à l'hôpital Saint-Louis.

Les remarquables travaux de Cl. Bernard nous ont fait connaître la fonction glycogénique de la glande hépatique. L'illustre physiologiste a accumulé les expériences, il a fait sur ce sujet une série considérable de recherches et a fixé les grands points de cette fonction physiologique du foie. Mais, malgré l'éclatante lumière qu'il a jetée sur cette question, il reste encore bien des points à élucider, bien des problèmes à résoudre dans cette voie.

Depuis plusieurs années j'étudie la fonction glycogénique du foie et j'ai fait sur ce sujet des expériences nombreuses et variées qui m'ont amené à la découverte d'un certain nombre de faits intéressants. Ce sont les résultats de ces recherches que je publie dans les mémoires suivants.

Mais avant de procéder à des expériences il fallait posséder une bonne méthode de dosage de la glycose et du glycogène dans le foie. Les procédés classiques indiqués par les auteurs et que j'ai tout d'abord employés me donnaient la plupart du temps des résultats absurdes. Aussi a-t-il fallu chercher autre chose. Mon préparateur M. *Deharbe* s'est attelé à cette besogne et, après de nombreuses recherches, nous a mis en possession d'un procédé qui nous permet de doser avec exactitude la glycose et le glycogène dans la glande hépatique.

Il importe de commencer par la description de cette méthode qui m'a servi dans toutes mes expériences.

Dosage du glycogène et de la glycose dans le foie.

On prend 20 à 30 grammes de foie qu'on plonge, après les avoir hachés, dans 250 c.c. environ d'eau bouillante. On laisse bouillir doucement pendant 1/4 d'heure et on filtre sur un petit carré de toile. On exprime avec les doigts et on recueille soigneusement la masse pressée dans un mortier où on la broie avec un volume égal de sable lavé et un peu d'eau pour faire une bouillie ; on reverse cette bouillie dans la capsule avec 250 c. c. d'eau et on refait bouillir doucement un quart d'heure en agitant souvent. On laisse déposer un instant et on filtre sur le même carré de toile, on exprime, etc., et on recommence l'opération jusqu'à épuisement total en broyant chaque fois. Il est inutile d'employer 10 litres à 15 litres d'eau pour faire cet épuisement, comme le fait Seegen, car même avec des foies riches en glycogène, et bien que les derniers liquides soient encore troubles, le foie est épuisé avec un litre d'eau, ce qui représente quatre à cinq ébullitions d'un quart d'heure. Il est facile de s'en assurer en chauffant à 120° un peu du dernier liquide avec 1/2 % d'acide chlorhydrique, pendant 1/4 d'heure. Le liquide ne donne pas trace de réduction avec la liqueur cupro-potassique. Il n'est pas rationnel d'employer l'alcool pour se rendre compte de la fin de l'épuisement, car l'alcool précipite non seulement le glycogène, mais aussi les matières collagènes solubles provenant de l'action de l'eau bouillante sur le tissu conjonctif, de sorte qu'on obtiendra presque indéfiniment un précipité blanc avec l'alcool et qu'on sera conduit naturellement à employer d'énormes quantités d'eau qu'il faudra évaporer ensuite. Si on songe à la petite quantité de glycose contenue dans le foie frais, on comprendra aisément que l'évaporation au bain-marie de 10 à 15 litres d'eau contenant quelques décigrammes d'une substance aussi altérable que la glycose doit entraîner fatalement une cause d'erreur non négligeable dans le dosage de cette substance.

Lorsqu'on juge que l'épuisement est terminé, on réunit les liquides troubles dans une capsule de porcelaine, on y ajoute 2 c. c. d'une solution d'acétate de zinc neutre à 10 % et on porte à l'ébullition. Il se forme un précipité floconneux et visqueux gris-jaunâtre et le liquide s'éclaircit de telle façon qu'on peut le filtrer très facilement, ce qu'il était impossible de faire avant cette opération. On lave le filtre à l'eau bouillante et on évapore au bain-marie les liquides réunis, qui contiennent tout le glycogène et la glycose du foie débarrassés d'albuminoïdes.

A la fin de l'évaporation, on veille soigneusement à ce que la masse ne soit pas surchauffée et avec une baguette garnie d'un caoutchouc on redissout les anneaux qui se déposent sur la capsule autour du liquide. Sans cette précaution la masse se colore facilement en jaune et même en brun par suite d'une altération de la glycose, surtout si l'on a un foie extrait depuis plusieurs heures. Lorsqu'il ne reste plus que très peu de liquide, on transvase le tout dans un grand verre à pied, en employant le moins possible d'eau de lavage et en se servant de la baguette caoutchoutée. L'extrait (au plus 20 à 25 c. c.) est additionné d'environ 20 fois son volume d'alcool à 90°, après avoir été acidulé avec quelques gouttes d'acide chlorhydrique. Le glycogène se précipite en flocons blancs qui se rassemblent très vite au fond du liquide clair plus ou moins jaunâtre. On laisse déposer 12 heures et on filtre le tout sur un filtre à plis, on lave à l'alcool à 90° avec les précautions d'usage ; on neutralise exactement le liquide filtré avec du carbonate de soude étendu et on l'évapore doucement au bain-marie. Le résidu débarrassé d'alcool contient toute la glycose.

On étale le filtre contenant le glycogène précipité sur une plaque de verre et avec une spatule en corne on enlève tout ce qu'on peut de la masse pour le remettre dans le verre où on a fait la précipitation. Le filtre est épuisé 2 ou 3 fois par de l'eau bouillante pour enlever les dernières traces de glycogène ; on se sert des eaux de lavage pour redissoudre le glycogène précipité. Un bon signe pour reconnaître si le lavage est bien fait, c'est l'absence d'opalescence dans les dernières eaux, car une trace de glycogène suffit pour rendre l'eau opalescente sous une certaine incidence. Finalement la solution qui contient le glycogène est étendue d'eau de façon à contenir environ 1/2 % de glycogène ; on y ajoute 1/2 % d'acide chlorhydrique concentré et on chauffe le tout dans l'autoclave Chamberland pendant 3 heures à 120°. Ce temps est plus que suffisant pour hydrater complètement 2 grammes de glycogène ; mais si on chauffe au bain-marie bouillant seulement, l'hydratation est beaucoup plus lente. Après 10 heures de chauffage, elle n'est pas encore terminée pour quelques décigrammes de glycogène et il nous a fallu renoncer à cette méthode qui nous avait conduit à de nombreux mécomptes.

La liqueur sortie de l'autoclave est presque incolore et limpide, on la laisse refroidir, on l'alcalinise très légèrement avec du carbonate de soude, on en fait un volume connu dans une fiole jaugée et on filtre sur un filtre sec. Elle doit être étendue de façon à contenir environ 1/2 % de glycose. C'est cette liqueur qu'on titre avec la liqueur cupro-potassique bien préparée. Le titrage est très facile et se fait à une goutte près à cause de la pureté de la solution sucrée. On déduit la quantité de glycose totale, laquelle, multipliée par 0,9 donne le glycogène du foie qu'on ramène en centièmes.

Pour doser la glycose du foie, on reprend par l'eau l'extrait alcoolique obtenu précédemment, on alcalinise très légèrement par du carbonate de soude, on étend à un volume connu et on filtre. C'est cette liqueur qu'on titre enfin avec la liqueur bleue.

Il est bon d'insister sur un détail important : on doit doser des liqueurs sucrées contenant environ 1/2 % de glycose de façon à employer 10 c.c. environ (8 c.c. à 12 c.c.) de liquide sucré pour 10 c.c. de liqueur bleue. Il faut donc étendre les liqueurs à peu près à cette concentration en se guidant pour cela sur la teneur présumée du foie. On y arrive facilement avec un peu d'habitude et si, dans le cours du titrage, on s'aperçoit que la liqueur est trop concentrée ou trop étendue, on ne doit pas hésiter à y remédier par une dilution ou une évaporation convenables. La liqueur cupro-potassique est titrée en effet avec une solution de glycose à 1/2 % et on obtiendrait des résultats inexacts si on voulait titrer une solution sucrée quelconque plus étendue ou plus concentrée : car la glycose réduit des quantités variables de cuivre suivant la concentration.

Transformation du glycogène du foie en glycose après la mort.

Jusqu'à ces dernières années les physiologistes admettaient sans conteste que la glycose du foie était formée en grande partie aux dépens du glycogène.

Aujourd'hui les idées si nettes, si précises, si clairement énoncées par Bernard sont battues en brèche par Seegen et il semble résulter de ses nombreuses expériences que, contrairement à l'opinion émise par notre illustre physiologiste, ce n'est pas le glycogène, mais les corps gras et les substances albuminoïdes qui forment la glycose sécrétée par la glande hépatique.

Depuis quelque temps j'ai fait dans le laboratoire de mon regretté maître, le Dr Quinquaud, à l'hôpital Saint-Louis, des expériences destinées à vérifier le bien fondé des assertions de Seegen et j'ai étudié, chez le chien et le lapin, la disparition du glycogène et la production de la glycose dans le foie analysé immédiatement et à des moments variables après la mort.

J'ai fait une dizaine d'expériences de ce genre qui m'ont toutes donné des résultats concordants. Je me borne à donner, à titre d'exemple, la relation de deux d'entre elles faites la première sur un lapin, la seconde sur un chien.

I. — Dosages de la glycose et de la substance glycogène dans le foie d'un lapin immédiatement et au bout de temps variables après la mort.

L'animal a été sacrifié par section du bulbe, on a enlevé le foie qu'on a découpé en morceaux, puis essuyé avec un linge de façon à enlever la plus grande partie du sang. On a ensuite haché la glande hépatique et la bouillie obtenue a été divisée en 4 parties égales de 30 grammes.

La 1re a été plongée dans l'eau bouillante 4 minutes après la mort, la 2e, 2 h. 1/4; la 3e, 6 h. 1/4 et la 4e, 26 heures après. Les fragments, avant d'être traités, ont été abandonnés à l'air, à une température de 14°.

Voici, résumés dans un tableau, les poids de glycose et de glycogène pour 100, trouvés dans ces quatre échantillons.

	Glycose %.	Glycogène %.
1° 4 minutes après la mort....	0.44	4.76
2° 2 h. 15 après la mort.......	1.43	3.86
3° 6 h. 15 après la mort	2.18	3.19
4° 26 h. après la mort.........	3.06	2.47

On sait que 180 de glycose correspondent à 162 de glycogène: $\frac{162}{180} = 0.9$; voyons si l'augmentation de la glycose constatée après chaque période correspond à la disparition du glycogène.

Nous avons constaté que 2 h. 15 après la mort il s'était formé 1.43 — 0.44 = 0.99 de glycose et que 4.76 — 3.86 = 0.90 de glycogène avaient disparu. Or 0.99 de glycose correspondent à 0.89 de glycogène (0.99 × 0.9 = 0,89). 0,89 au lieu de 0,90, il est difficile de trouver chiffres plus concordants.

Entre la 2e et la 3e période, de 2 h. 15 à 6 h. 15 après la mort, nous trouvons 2.18 — 1.43 = 0 gr. 75 de glycose formée et 3.86 — 3.19 = 0.67 de glycogène disparu. Le calcul nous montre ici encore que les 0.75 de glycose formée correspondent à 0.675 de glycogène disparu (0.75 × 0.9 = 0.675). Or, l'analyse nous donne 0.67. Les chiffres donnés par l'analyse et par le calcul sont absolument identiques.

Enfin, entre la 3e et la 4e période de 6 h. 15 à 26 h. après la mort, on constate l'apparition de 0.88 de glycose et la disparition de 0.72 de glycogène. Or, 0.88 de glycose correspondent à 0.792 de glycogène (0.88 × 0.9 = 0.792). Ici la concordance n'est pas tout à fait aussi absolue, mais la différence entre 0.79 chiffre donné par le calcul et 0,72 chiffre donné par l'analyse est si minime qu'elle peut être considérée comme rentrant dans les limites des erreurs d'analyse.

Nous pouvons donc conclure que chez le lapin la glycose qui apparaît dans le foie après la mort doit se produire aux dépens du glycogène qui y est contenu, puisque les augmentations de glycose constatées dans des périodes de plus en plus éloignées de la mort sont dans des proportions telles qu'elles correspondent exactement aux transformations en glycose du glycogène disparu dans ces diverses périodes. On peut du reste rendre encore plus frappante cette formation de la glycose aux dépens du glycogène en faisant la somme des deux composés et en les ramenant en glycogène ; on obtient ainsi des chiffres presqu'identiques dans les différents échantillons de foie.

	I 4 minutes après la mort.	II 2 heures 15 après la mort.	III 6 heures 15 après la mort.	IV 26 heures après la mort.
Glycogène correspondant à la glycose...	0.396	1.287	1.962	2.754
Glycogène existant..	4.76	3.86	3.19	2.47
Totaux........	5.156	5.147	5.152	5.224

Il est difficile, dans des analyses de substances organiques, d'obtenir des chiffres plus rapprochés et on peut conclure que, dans les conditions dans lesquelles nous nous sommes placés, l'augmentation de la glycose observée dans le foie après la mort est due, contrairement à l'opinion de Seegen, à la transformation du glycogène.

II.— DOSAGES DE LA GLYCOSE ET DU GLYCOGÈNE DANS LE FOIE D'UN CHIEN IMMÉDIATEMENT ET AU BOUT DE TEMPS VARIABLES APRÈS LA MORT.

Un chien est sacrifié par section du bulbe. On prend le foie. On dose immédiatement le glycogène et la glycose dans un premier échantillon ; en même temps on pèse deux autres échantillons de 30 gr. Le premier est abandonné à l'air à 15° pendant 6 h., le 2e pendant 24 heures à la même température.

Voici les chiffres de glycose et de glycogène obtenus dans les échantillons de tissu hépatique à ces différentes périodes.

	Glycose %.	Glycogène %.
I 4 minutes après la mort....	0.94	3.17
II 6 heures après la mort.....	1.97	2.26
III 24 heures après la mort....	2.48	1.80

6 h. après la mort il s'est formé 1 gr. 03 de glycose et 0 gr. 91 de glycogène ont disparu. 1 gr. 03 de glycose correspondent par le calcul à 0 gr. 92 de glycogène ($1{,}03 \times 0{,}9 = 0{,}92$). Ce chiffre est à peu près le même que celui fourni par l'analyse : 0 gr. 91.

La glycose formée entre les 6 h. et les 24 h. qui suivent la mort est de 0 gr. 51, le glycogène disparu dans le même temps est de 0 gr. 46. Or, le calcul nous donne un chiffre absolument identique. $0{,}51 \times 0{,}9 = 0{,}459$.

Chez le chien, comme chez le lapin, la glycose formée est absolument en rapport avec le glycogène disparu.

Si nous faisons la somme des deux substances et si

nous ramenons la glycose en glycogène, nous obtenons les chiffres suivants :

	I 4 minutes après la mort.	II 6 heures après la mort.	III 24 heures après la mort.
Glycogène correspondant à la glycose....................	0.87	1.77	2.23
Glycogène existant...........	3.17	2.26	1.80
Totaux...........	4.04	4.03	4.03

Ces chiffres, chez le chien, comme chez le lapin, sont identiques et il paraît évident que la glycose formée dans le foie après la mort de l'animal l'a été aux dépens du glycogène préexistant.

Cela ne veut pas dire que d'autres substances comme les peptones ou les graisses ne puissent pas amener une production de glycose ; des expériences en cours nous permettront de résoudre cette question ; ce qui résulte de nos recherches actuelles, c'est que le sucre du foie peut, contrairement à ce que dit Seegen, provenir du glycogène préformé et ne tire pas exclusivement son origine d'autres matériaux.

On ne peut expliquer les résultats obtenus par Seegen qui a presque toujours constaté que la proportion du glycogène du foie restait invariable pendant les deux ou trois jours suivant la mort qu'en admettant que ses méthodes d'analyse n'étaient pas exactes.

Cependant dans un autre passage, Seegen, qui dans ses expériences indique que même 72 heures et 96 heures après la mort, le glycogène n'a pas varié (10,1. 8,86 au moment de la mort 10,2 72 heures après et 8,44, 96 heures après), dit qu'il n'a jamais établi l'immutabilité du glycogène après la mort, qu'au contraire le glycogène diminue mais que cette diminution n'est pas *immédiate* et que la proportion de glycogène reste presque sans exception *invariable pendant la* 1re *heure* qui suit la mort, tandis que précisément à ce moment le sucre présente son plus grand accroissement.

Dans les expériences que je viens de relater mes dosages ont été faits à des époques plus éloignées. Il fallait donc pour pouvoir affirmer que la glycose se transforme aux dépens du glycogène, faire des analyses sur des fragments de foie pris à des intervalles très rapprochés pendant la première heure qui suit la mort. C'est ce que j'ai fait et j'ai dosé chez un lapin la glycose et le glycogène 3 minutes, 20', et 40' après la mort.

	Foie 3 minutes après la mort.	Foie 20 minut. après la mort.	Foie 40 minut. après la mort.	Foie 4 heures après la mort.
Glycose %	1.02	1.27	1.39	2
Glycogène %	1.60	1.37	1.25	0.73
Total des hydrates de carbone %	2.52	2.51	2.50	2.63

Il est facile de voir que, même 20 minutes après la mort, le glycogène a déjà subi une diminution (0,23) et que la glycose a augmenté proportionnellement (0,25). 40 m. après la mort la disparition du glycogène se continue (0,35).

Par conséquent, même pendant la première heure qui suit la mort, la proportion de glycogène ne reste pas invariable. Elle diminue très nettement et cette diminution est accompagnée d'une augmentation de la glycose.

Action du sang sur la fonction glycogénique du foie.

J'ai démontré dans le mémoire précédent que, comme le pensait Cl. Bernard, la glycose qui se produisait dans le foie après la mort était formée aux dépens du glycogène préexistant. Seegen qui est d'une opinion contraire et croit que le sucre du foie ne dérive pas du glycogène affirme que, lorsque cette substance disparaît du foie mort, ce phénomène est de nature cadavérique et peut être interrompu si l'on maintient le foie vivant. Dans ses expériences il a essayé d'entretenir la vie dans les cellules hépatiques en additionnant de sang frais la bouillie du foie, et il a constaté en comparant le foie ainsi traité avec celui abandonné à lui-même qu'il se formait une plus grande quantité de sucre dans le foie vivant et en même temps que le glycogène y diminuait à peine.

S'il en était ainsi, il serait fort probable que le glycogène n'est pour rien dans la formation du sucre dans le foie maintenu vivant. En présence de mes expériences antérieures et de l'importance du sujet j'ai pensé qu'il était indispensable de vérifier les assertions de Seegen et j'ai fait un certain nombre d'expériences sur des lapins et des cobayes en employant les méthodes de dosage exactes de la glycose et de glycogène que j'ai indiquées au début.

Un lapin est sacrifié par hémorragie, on recueille le sang et on extrait le foie qu'on divise en 3 fragments, le 1er est analysé immédiatement, le 2e est additionné d'eau distillée et le 3e de sang ; les 2 derniers sont placés à l'étuve à 37° pendant 4 heures et on a soin de les agiter de temps en temps à l'air pour maintenir le sang oxygéné.

Au bout de 4 heures on y dose la glycose et le glycogène. Voici les résultats obtenus.

	Foie 5 minutes après la mort.	Foie 4 h. apr. la mort	
		Foie et eau distillée.	Foie et sang.
Glycose %	1.19	2.87	3.59
Glycogène %	8.04	6.46	4.80
Total des hydrates de carbone %	9.11	9.04	8.03
Glycose produite	»	1.68	2.40
Glycogène disparu	»	1.58	3.24

On voit que 4 heures après la mort il s'est formé dans le foie additionné d'eau distillée 1,68 % de glycose et on a vu disparaître 1 gr. 58 de glycogène. Or théoriquement 1 gr. 68 de glycose correspondent à 1 gr. 51 de glycogène. Ces chiffres sont donc concordants et on trouve que le sucre formé correspond au glycogène disparu.

Dans le fragment de foie additionné de sang il y a 4 heures après la mort 2 gr. 40 de glycose en plus et 3 gr. 24 de glycogène ont disparu. Le calcul nous donne pour 2 gr. 40 de sucre 2 gr. 16 de glycogène, or, nous constatons que 3 gr. 24 de ce dernier corps ont disparu. En admettant que le glycogène ait contribué à former la glycose il reste 3,24 — 2,16 = 1,08 de glycogène qui se sont décomposés et ne laissent plus trace de leur passage. A mon avis ces 1,08 de glycogène ont bien formé de la glycose mais le sang par sa seule présence a transformé ce sucre comme il le fait pour celui qu'il contient et aussi pour celui qu'on y ajoute, ainsi que je l'ai constaté expérimentalement. Je suis étonné qu'un physiologiste de la valeur de Seegen n'ait pas songé à faire intervenir un facteur de l'importance du pouvoir glycolitique du sang dans la discussion de ses expériences.

Si maintenant on compare cet échantillon de foie avec celui qui n'a été en contact qu'avec l'eau distillée on voit qu'au contraire de ce que dit Seegen, il y a eu une plus grande quantité de glycogène disparue. 3,24 — 1,58 = 1,66 en plus.

En outre on constate une plus grande proportion de sucre, 2,40 — 1.68 = 0,72, chiffre sans aucun doute inférieur à celui qui s'est réellement formé.

En faisant la somme des hydrates de carbone, on trouve dans le foie au moment de la mort 9,11, dans celui, en contact avec l'eau distillée pendant 4 heures. 9,04, et

	Foie 3 minutes après la mort.	Foie 4 h. apr. la mort	
		Abandonné à lui-même	Additionné de sang.
Glycose %	1.02	2.00	2.28
Glycogène %	1.64	0.83	0.66
Total des hydrates de carbone %	2.56	2.63	2.71
Glycose produite	»	0.98	1.26
Glycogène disparu	»	0.79	0.98

dans celui additionné de sang 8,03. Les 2 premiers chiffres sont à peu près identiques, mais le dernier nous montre que loin d'augmenter la totalité des hydrates de carbone a diminué 9.11 — 8,03 = 1,08 de glycogène ont disparu ; ils ont sans doute contribué à former de la glycose qui elle-même a été détruite par le sang.

Chez un autre lapin âgé, j'ai fait les mêmes recherches.

Ici encore le sang a eu pour action d'augmenter la production de glycose et la disparition du glycogène.

Signalons en passant un fait que nous avons noté plusieurs fois, c'est que chez les animaux âgés le foie renferme beaucoup moins de glycogène que chez les adultes.

Enfin une expérience faite sur un cobaye m'a donné des résultats aussi concluants :

	Foie 5 minutes après la mort.	Foie 4 h. apr. la mort	
		Foie et eau distillée.	Foie et sang.
Glycose %	1.15	3.22	3.74
Glycogène %	5.74	3.84	2.32
Total des hydrates de carbone %	6.77	6.73	5.68
Glycose produit	»	2.07	2.59
Glycogène disparu	»	1.90	3.42

On voit que en comparant le foie additionné de sang avec celui en contact avec l'eau distillée, on constate que dans le premier il y a 2,59 — 2,07 = 0,52 de glycose en plus que dans le second et que 3,42 — 1,90 = 1,52 de glycogène en plus ont disparu.

En outre, on note que dans le foie en contact avec le sang il y a moins d'hydrates de carbone 4 heures après qu'au début : 6,77 — 5,68 = 1,09 ont disparu. Dans ce cas on est porté à admettre que ces 1,09 de glycogène ont bien formé de la glycose, mais que la présence du sang a eu pour résultat d'oxyder cette substance.

En résumé l'addition de sang au tissu hépatique a pour

N. B. — Dans ces recherches je n'ai pas tenu compte de la quantité de sucre qui pouvait être contenue dans le sang ajouté au foie. Mais cette quantité est si faible surtout au bout de 4 heures, qu'elle ne modifierait en rien les résultats.

effet d'activer la transformation du glycogène, bien loin de la retarder. De plus, par sa présence seule, le sang fait disparaître une partie de la glycose formée aux dépens du glycogène, de telle sorte que l'excès de sucre trouvé dans le foie ne représente pas la totalité de sucre formé.

Glycose et glycogène dans le foie des fœtus et des nouveau-nés.

RAPPORTS ENTRE LA GLYCOSE ET LE GLYCOGÈNE DU FOIE DES FŒTUS ET DU FOIE DE LA MÈRE.

La présence du glycogène en assez grande quantité dans certains tissus du fœtus et en particulier dans le tissu musculaire pouvait faire penser que le glycogène du foie ne se comportait pas de la même façon au point de vue de sa transformation en glycose chez l'animal au moment de la naissance que chez l'adulte.

Cl. Bernard pensait que la fonction glycogénique du foie chez les nouveau-nés, comme chez les animaux hibernants ne commençait à s'exercer que lorsque la réserve de glycogène contenu dans d'autres organes temporaires comme les muscles et les poumons était épuisée. J'ai recherché ce qui se passait au point de vue du glycogène et de sa transformation en glycose dans le foie des fœtus et des nouveau-nés.

Voici la relation d'une expérience :

EXPÉRIENCE. — *Glycose et glycogène du foie des animaux nouveau-nés (chiens), immédiatement et 4 heures après la mort.*

Quatre petits chiens sont sacrifiés 4 ou 5 heures après la naissance. On hache les foies et on y dose la glycose et le glycogène immédiatement et quatre heures après la mort.

	Glycose %.	Glycogène %.
6 minutes après la mort......	0.66	11.3
4 heures après la mort.......	0.83	10.82

Il résulte de cette expérience que la quantité de glycogène contenu dans le foie des animaux nouveau-nés est 3 fois plus considérable que celle qui existe dans celui des adultes et que le glycogène est beaucoup plus stable que celui des adultes. En effet, au bout de 4 heures il n'a disparu qu'une très faible quantité de glycogène et il ne s'est formé qu'une quantité encore plus petite de glycose dans le foie des nouveau-nés tandis que chez l'adulte on trouve au bout de ce temps le chiffre de la glycose doublé et celui du glycogène ayant disparu dans la même proportion.

Dans une autre expérience, chez des petits chiens sacrifiés un jour et demi après la naissance j'ai dosé la glycose et le glycogène dans le foie immédiatement et 24 heures après la mort, et j'ai trouvé 0,39 de sucre et 97 de glycogène dans la première analyse et seulement 1,7 % de glycose et 8,6 de glycogène dans la seconde.

La quantité de glycose formée et de glycogène disparu est donc assez minime et nullement comparable à ce qui se passe chez l'adulte.

Dans un autre ordre d'idées il m'a paru intéressant de rechercher les rapports existant dans les quantités de glycose et de glycogène contenus dans le foie de la mère et des fœtus quelques instants après la mort.

Chez une chienne pleine voisine du terme et sacrifiée par section du bulbe j'ai extrait les fœtus et le foie, j'ai recueilli le foie des fœtus et j'ai analysé les foies environ 1/4 d'heure après la mort. Voici les chiffres obtenus.

Mére. — Glycose 1 gr. 40, glycogène 0 gr. 40.

Fœtus. — Glycose 0 gr. 41. Glycogène 8.71.

On voit qu'il y a une différence considérable dans les quantités de glycogène contenues dans les foies de la mère et des fœtus ; extrêmement faible chez la première et de beaucoup inférieur à celui de l'animal normal, le chiffre de cette substance est 20 fois plus considérable chez les derniers. Il semble que la mère pendant la grossesse ait épuisé presque toutes ses réserves pour subvenir à une nutrition plus active. La proportion de glycose très faible chez le fœtus est plus élevée chez la mère et dépasse le chiffre de l'état normal.

En résumé, il résulte de mes recherches que : 1° Chez le fœtus et les animaux nouveau-nés, la proportion de glycogène contenue dans le foie est 2 ou 3 fois plus grande que chez l'adulte et que la transformation de cette substance en glycose se fait avec une lenteur extrême. 2° Le glycogène diminue considérablement dans le foie de la mère à l'époque du terme et si on le compare à celui contenu dans le foie des fœtus on trouve que ceux-ci en contiennent 20 fois plus. Quant à la glycose le foie de l'animal en gestation en renferme un peu plus qu'à l'état normal ; il y en a beaucoup moins chez le fœtus.

Action du nerf pneumo-gastrique sur la fonction glycogénique du foie

HYPERGLYCÉMIE CONSÉCUTIVE A LA FARADISATION DU BOUT PÉRIPHÉRIQUE DU NERF VAGUE

On sait, depuis Cl. Bernard, que la faradisation du bout central du nerf vague, après section au cou, détermine, comme la piqûre du plancher du 4e ventricule, l'apparition de la glycosurie. Dans ce cas, l'excitation parvenant au bulbe par l'intermédiaire des fibres centripètes du pneumogastrique est transmise à la glande hépatique par les filets qui traversent la moëlle jusqu'au renflement brachial d'où ils émergent au niveau des racines dorsales pour aller au foie par le trajet des splanchniques.

Le nerf vague n'exerce donc pas dans ce cas une action directe et ne fait que transmettre l'excitation.

Dans des recherches faites il y a quelques années en collaboration avec le Dr Arthaud nous avions signalé l'apparition de l'hyperglycémie à la suite de l'excitation du bout périphérique des pneumogastriques et il semblait résulter de ce fait qu'il existait dans ce nerf des fibres centrifuges exerçant une action directe sur la fonction glycogénique du foie. J'ai voulu vérifier si cette hyperglycémie était réellement due à une production plus active de la glycose par la glande hépatique et pour cela j'ai dosé le sucre dans le sang au moment où il entre dans le foie et lorsqu'il en sort avant et après la faradisation du bout périphérique d'un vague préalablement sectionné au cou.

Mes expériences ont été faites sur des chiens. Le sang, avant son entrée dans le foie a été extrait de la veine-porte. Par une incision verticale de 5 à 6 centimètres faite sur la partie latérale gauche de l'abdomen, je faisais sortir la rate, puis j'isolais la veine splénique ; je la liais du côté de la rate et j'y introduisais une canule vers le tronc de la veine-porte. Le sang était recueilli soit en l'aspirant lentement avec une seringue adaptée à la canule soit en le laissant s'écouler dans une capsule.

Pour prendre le sang à la sortie du foie, j'introduisais une longue sonde en étain par la veine jugulaire externe droite isolée au cou, je la poussais jusque dans la veine cave inférieure puis, par une incision faite sur la partie latérale droite de l'abdomen immédiatement au dessous de la dernière côte, j'introduisais deux doigts de façon à sentir la sonde ; je retirais alors celle-ci jusqu'au dessus de l'orifice des veines rénales puis, à l'aide des doigts, je comprimais fortement la veine cave inférieure à ce niveau.

Une seringue était alors adaptée à la sonde et on y faisait un vide partiel, le sang n'arrivait pas ; on retirait la sonde de quelques centimètres jusqu'à l'embouchure de la veine sus-hépatique et alors le sang de cette veine pénétrait dans la seringue.

Ces deux échantillons ainsi extraits étaient traités pour le dosage du sucre, puis je faradisais pendant 20 minutes avec un courant de moyenne intensité le bout périphérique du pneumogastrique droit qui avait été préalablement isolé et sectionné au cou.

Au bout de ces 20 minutes je recueillais de nouveau le sang de la veine porte et de la veine sus-hépatique pour y doser la glycose.

J'ai fait quatre expériences de ce genre. En voici le résumé dans le tableau ci-dessous :

Numéros de EXPÉRIENCES	Etat normal. Glycose %		Après 20 min. de faradisation Glycose %.	
	Veine porte	Veine sus-hépatique	Veine-porte	Veine sus-hépatique
I....	0.082	0.105	0.98	0.242
II....	0.090	0.122	0.119	0.226
III....	0.078	0.100	0.103	0.232
IV....	0.101	0.148	0.146	0.239

Ces quatre expériences sont tout-à-fait concordantes; le chiffre de la glycose sortant du foie a augmenté dans des proportions considérables à la suite de la faradisation du bout périphérique du nerf pneumogastrique droit au cou ; la différence entre la quantité de sucre entrant dans le foie et celle qui en sort est au moins quadruplée après cette excitation. Avant la faradisation il y a en moyenne 0,028 % de sucre produit par le foie ; après la faradisation on en trouve 0,120.

On peut donc conclure que le nerf pneumogastrique exerce une action directe sur la fonction glycogénique du foie et que l'excitation de ses fibres centrifuges amène une superproduction de glycose par la glande hépatique.

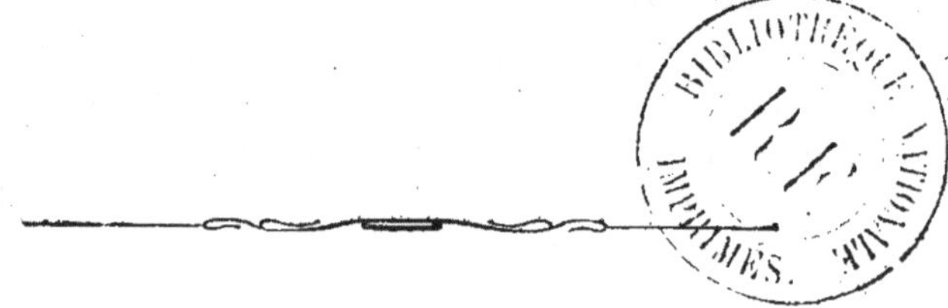

Clermont (Oise). — Imprimerie Daix Frères, 3, place Saint-André.

PRINCIPAUX TRAVAUX DU MÊME AUTEUR

Recherches sur les variations de l'exhalation pulmonaire de l'acide carbonique (Influence de quelques médicaments et de certains états déterminés expérimentalement). (Paris 1883.)

Recherches expérimentales sur les lésions intestinales produites par les poisons dits drastiques. (Société de médecine légale de France, 1886.)

Du sublimé comme antiseptique. Etude critique et clinique sur l'intoxication par le bichlorure de mercure employé comme agent d'antisepsie. (Nouvelles Archives d'obstétrique et de gynécologie, 1886.)

Recherches expérimentales sur l'intoxication par le sublimé employé pour le lavage des muqueuses saines et des plaies (en collaboration avec le Dr Doléris). (Nouvelles Archives d'obstétrique et de gynécologie, 1886.)

Recherches expérimentales sur la pathogénie de l'éclampsie (en collaboration avec le Dr Doléris). (Répertoire universel d'obstétrique et de gynécologie, 1886.)

Recherches expérimentales sur la vitalité du fœtus. (De l'urémie expérimentale. Modifications du milieu intérieur de la mère. Hémorrhagies de la mère (en collaboration avec le Dr Charpentier). (Nouvelles Archives d'obstétrique et de gynécologie, 1887, 1888, 1889.)

Action physiologique et thérapeutique de l'extrait de guaco (Aristolochia cymbifera. (Paris. Publication de la Policlinique de Paris, 1890.)

Recherches sur l'état de la fonction glycogénique du foie au moment de la mort dans quelques maladies. (Archives de physiologie, 1891.)

Action de la valériane et de quelques autres substances médicamenteuses sur la destruction de la glycose par le sang. (Annales de la Policlinique de Paris, 1891, et C. R. Académie des Sciences, 1891.)

Sur une nouvelle méthode de traitement de la teigne tondante. (Congrès de Dermatologie, 1889.)

Résultats obtenus dans le traitement de la tricophytie du cuir chevelu à l'Ecole des teigneux de l'hôpital Saint-Louis (en collaboration avec le Dr Quinquaud). (Société française de dermatologie, 1891.)

La teigne à Paris. Les hôpitaux et les écoles de teigneux. (Policlinique de Paris, 1891.)

Prostitution et syphilis. (Action du Dispensaire de salubrité de la Ville de Paris pendant les trente dernières années.) (Paris, Masson, 1890.)

Recherches sur la pathogénie du diabète. (Archives de Physiologie, 1888, et C. R. Acad. des Sciences, 1889) (en collaboration avec le Dr Arthaud).

Des albuminuries névropathiques. (Association française pour l'avancement des sciences. Congrès de Paris, 1889) (en collaboration avec le Dr Arthaud).

Sur un nouveau procédé de dosage de l'acide urique. (Annales de la Policlinique de Paris, 1890) (en collaboration avec le Dr Arthaud).

Du nerf pneumogastrique. (*Physiologie normale et pathologique.*) *Diabète, Albuminurie. Asthme. Névropathie cérébro-cardiaque*, etc. (Avec le Dr Arthaud) (Paris, 1892. Société d'Editions Scientifiques, 4, rue Antoine-Dubois.) Prix : 6 fr.

Les Teignes. Leur traitement. (Paris, 1893. Société d'Editions Scientifiques, 4, rue Antoine-Dubois.) Prix : 3 fr.

Clermont (Oise). — Imprimerie DAIX Frères.

www.ingramcontent.com/pod-product-compliance
Lightning Source LLC
LaVergne TN
LVHW050509160826
845677LV00003B/1039

* 9 7 8 2 3 2 9 6 3 9 8 6 4 *